U0297143

证经典丛书

总主编　田思胜　裴颢

内外伤辨惑论（校注版）

金·李杲◎著

王春燕　刘毅　田思胜◎校注

中国健康传媒集团

中国医药科技出版社

内 容 提 要

　　《内外伤辨惑论》约成书于1232年，刊于1247年，凡三卷，二十六论。卷上十三论，详细论述了内伤病与外感病的区别。卷中五论，方23首，提倡饮食劳倦脾胃内伤者，当以甘温之剂补其中、温其阳，并创立了补中益气汤。卷下八论，方23首，论述内伤饮食之消导药的用法。

　　本书是"补土派"的代表作之一，对中医理论体系的形成与发展起了非常重要的推动作用，有较大的临床应用和理论指导价值。

图书在版编目（CIP）数据

　　内外伤辨惑论：校注版／（金）李杲著；王春燕，刘毅，田思胜校注 . —北京：中国医药科技出版社，2024.7
　　（中医内科临证经典丛书／田思胜，裴颢总主编）
　　ISBN 978－7－5214－4513－8

　　Ⅰ.①内⋯　Ⅱ.①李⋯　②王⋯　③刘⋯　④田⋯　Ⅲ.①中医内科学－研究－金代　Ⅳ.①R25

　　中国国家版本馆 CIP 数据核字（2024）第052460号

美术编辑　陈君杞
版式设计　南博文化

出版　**中国健康传媒集团** | 中国医药科技出版社
地址　北京市海淀区文慧园北路甲 22 号
邮编　100082
电话　发行：010－62227427　邮购：010－62236938
网址　www.cmstp.com
规格　880×1230mm $^1/_{32}$
印张　2 $^1/_4$
字数　36 千字
版次　2024 年 7 月第 1 版
印次　2024 年 7 月第 1 次印刷
印刷　北京侨友印刷有限公司
经销　全国各地新华书店
书号　ISBN 978－7－5214－4513－8
定价　**15.00 元**

获取新书信息、投稿、为图书纠错，请扫码联系我们。

在中医的历史长河中，历代医家留下了数以万计的中医古籍，这些古籍蕴藏着历代医家的思想智慧和实践经验，熟读精研中医古籍是当代中医继承、创新的根基。新中国成立以来，中医界对古籍整理工作十分重视，在经典中医古籍的校勘注释、整理等方面取得了显著成果，这些工作在帮助读者读懂原文方面起到了重要作用。但是，中医古籍数量繁多，从目前对古籍的整理来看，各科中医古籍大多较为散在，主要包含在较大的古籍整理类丛书中，相关专业的师生和临床医生查找起来多有不便。为此，我们根据当今中医学的学科建制，选取较为实用的经典著作按学科分类，可省去相关专业师生和临床医生在浩如烟海的古籍中查找选取的时间，也方便他们对同一学科的古籍进行系统的学习和研究。

本套丛书遴选了 15 种中医内科经典古籍，包括《内外伤辨惑论》《血证论》《内科摘要》《症因脉治》《证治汇补》《证治百问》《医学传灯》《脾胃论》《痰火点雪》《理虚元鉴》《金匮翼》《活法机要》《慎柔五书》《医学发明》《医醇賸义》。

本次校注出版突出以下特点：①遴选底本，保证质量。每种医籍均由专家甄选善本，考据校正，细勘精审，力求原文优质准确。②字斟句酌，精心校注。校注专家精心揣摩，析疑惑谬误之处，解疑难混沌之点，对古籍的版本迥异、疑难字句进行释义。③文前说明，提要钩玄。每本古籍文前皆作校注说明，介绍古籍作者生平、学术特点、成书背景等，主旨精论，纲举目张，以启迪读者。

希望本丛书的出版能为中医学子及临床工作者研读中医经典提供有力的支持。

中国医药科技出版社

2024 年 6 月

李杲，字明之，晚号东垣老人，真定（今河北正定）人。金著名医学家，金元四大家之一，"补土派"代表人物。曾任济源监税官。李杲师从易州名医张元素，尽得张氏真传且多有发挥。

李杲不仅重视脏腑辨证，还精于遣方制药，尤其对《内经》《难经》等典籍深有研究，结合其丰富的临床经验，对脾胃与元气的关系作了重要的发挥，提出"内伤脾胃，百病由生"的论点，独具见地。李氏治疗脾胃内伤诸病，主用益气升阳，结合苦寒泻火，对后世影响甚大。其著作《脾胃论》《内外伤辨》和《兰室秘藏》等，是祖国医学宝库中的重要文献。李杲身处金元时代，在医学界"新学肇兴"之际，他从脾胃立论，阐发内伤热中证，不落前人窠臼，独立创新，发展了内伤疾病的病机学说，丰富和充实了辨证论治体系的内容，他所创制的许多方剂，对中医学贡献极大，对后世医家如朱丹溪、薛己、张景岳、叶天士等人有巨大的影响。

当时正值宋金元战乱时代，人民生活很不稳定，饥荒连年，疾病流行，内伤病尤多，但没有引起医学界的重视。李氏根据亲身实践经验，对饮食劳倦内伤之病，提出了独特的见解。乃撰《内外伤辨惑论》。本书三卷，凡二十六卷，其卷上是辨证，首篇《辨阴证阳证》，即开宗明义，揭出疾病的发生发展；卷中，论饮食劳倦所伤，尤其是劳倦伤元气，当以甘温之剂，补其中，升其阳，东垣制补中益气汤等以治之，另外论及一年四季的发病差异和相应的治疗；卷下论内伤饮食，须用消导之药，尤其指出，要"临床制方"、"随时用药"，不能拘泥不化；最后提出《说病形有余不足当补当泻之理》一篇，扼要概括所论主要内容，作为全书总结。

现存版本主要有：

明成化二十三年丁未（1487）刻本

明嘉靖梅南书屋刻东垣十书

明万历二十九年辛丑新安吴越学校刻古今医统正脉全书本

明万历刻版

明刻本

清光绪七年辛巳广州云林阁刻本

清文奎刻东垣十书本

民国庐江刘氏远碧楼抄本

1959 年人民卫生出版社铅印本

随东垣十书刊刻

随古今医统正脉全书刊刻

随四库全书刊刻等

仆幼自受《难》《素》于易水张元素先生，讲诵既久，稍有所得。中年以来，更事颇多，诸所诊治，坦然不惑，曾撰《内外伤辨惑论》一篇，以证世人用药之误。陵谷变迁，忽成老境，神志既惰，懒于语言，此论束之高阁十六年矣。昆仑范尊师曲相奖借，屡以活人为言，谓此书果行，使天下之人不致夭折，是亦仁人君子济人利物之事，就令著述不已，精力衰耗，书成而死，不愈于无益而生乎！予敬受其言，仅力疾成之，虽未为完备，聊答尊师慈悯之志。师，宋文正公之后也。

丁未岁重九日东垣老人李杲明之题

目录

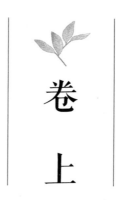

卷 上

辨阴证阳证

曰甚哉！阴阳之证，不可不详也。遍观《内经》中所说，变化百病，其源皆由喜怒过度，饮食失节，寒温不适，劳役所伤而然。夫元气、谷气、荣气、清气、卫气、生发诸阳上升之气，此六者，皆饮食入胃，谷气上行，胃气之异名，其实一也。既脾胃有伤，则中气不足，中气不足，则六腑阳气皆绝于外，故经言五脏之气已绝于外者，是六腑之元气病也。气伤脏乃病，脏病则形乃应，是五脏六腑真气皆不足也。惟阴火独旺，上乘阳分，故荣卫失守，诸病生焉。其中变化，皆由中气不足，乃能生发耳。后有脾胃以受劳役之疾，饮食又复失节，耽病日久，事息心安，饱食太甚，病乃大作。概其外伤风寒，六淫客邪，皆有余之病，当泻不当补；饮食失节，中气不足之病，当补不当泻。举世医者，皆以饮食失节，劳役所伤，中气不足，当补之证，认作外感风寒，有余客邪之病，重泻其表，使荣卫之气外绝，其死只在旬日之间。所谓差之毫厘，谬以千里，可不详辨乎？

按《阴阳应象论》云： 天之邪气，感则害人五脏。
是八益之邪，乃风邪伤人筋骨。风从上受之，风伤筋，寒伤骨，盖有形质之物受病也，系在下焦，肝肾是也。肝肾者，地之气。《难经》解云：肝肾之气，已绝于内，以其肝主筋，肾主骨，故风邪感则筋骨疼痛，筋骨之绝，则肝肾之本亦绝矣，乃有余之证也。又云："水谷之寒热，感则害人六腑。"是七损之病，乃内伤饮食也。《黄帝针经》解云：适饮食不节，劳役所伤，湿从下受之。谓脾胃之气不足而反下行，极则冲脉之火逆而上，是无形质之元气受病也，系在上焦，心肺是也。心肺者，天之气。故《难经》解云：心肺之气已绝于外，以其心主荣，肺主卫。荣者血也，脉者血之府，神之所居也；卫者，元气七神之别名，卫护周身，在于皮毛之间也。肺绝则皮毛先绝，神无所依，故内伤饮食，则亦恶风寒，是荣卫失守，皮肤间无阳以滋养，不能任风寒也。皮毛之绝，则心肺之本亦绝矣，盖胃气不升，元气不生，无滋养心肺，乃不足之证也。计受病之人，饮食失节，劳役所伤，因而饱食内伤者极多，外伤者间而有之，世俗不知，往往将元气不足之证，便作外伤风寒表实之证，而反泻心肺，是重绝其表也，安得不死乎？古人所谓实实虚虚，医杀之耳！若曰不然，请以众人之耳闻目见者证之。

向者壬辰改元，京师戒严，迨三月下旬，受敌者凡半月，解围之后，都人之不受病者，万无一二，既病而死者，继踵而不绝。都门十有二所，每日各门所送，多者二千，少者不下一千，似此者几三月，此百万人岂俱感风寒外伤者耶？大抵人在围城中，饮食不节，及劳役所伤，不待言而知。由其朝饥暮饱，起居不时，寒温失所，动经三两月，胃气亏之久矣，一旦饱食太过，感而伤人，而又调治失宜，其死也无疑矣。非惟大梁为然，远在贞祐、兴定间，如东平，如太原，如凤翔，解围之后，病伤而死，无不然者。

余在大梁，凡所亲见，有表发者，有以巴豆推之者，有以承气汤下之者，俄而变结胸、发黄，又以陷胸汤、丸及茵陈汤下之，无不死者。盖初非伤寒，以调治差误，变而似真伤寒之证，皆药之罪也。往者不可追，来者犹可及，辄以平生已试之效，著《内外伤辨惑论》一篇，推明前哲之余论，历举近世之变故，庶几同志者，审其或中，触类而长之，免后人之横夭耳！僭易①之罪，将何所逃乎？

辨脉

古人以脉上辨内外伤于人迎气口，人迎脉大于气口为外伤，气口脉大于人迎为内伤。此辨固是，但其说有所未尽耳。外感风寒，皆有余之证，是从前客邪来也，

----

① 僭易　谦词。冒昧、轻慢。

其病必见于左手，左手主表，乃行阳二十五度。内伤饮食及饮食不节，劳役过甚，皆不足之病也，必见于右手，右手主里，乃行阴二十五度。

故外感寒邪，则独左寸人迎脉浮紧，按之洪大；紧者、急甚于弦，是足太阳寒水之脉，按之洪大而有力，中见手少阴心火之脉，丁与壬合，内显洪大，乃伤寒脉也。若外感风邪，则人迎脉缓，而大于气口一倍，或二倍、三倍。内伤饮食，则右寸气口脉大于人迎一倍，伤之重者，过在少阴则两倍，太阴则三倍，此内伤饮食之脉。若饮食不节，劳役过甚，则心脉变见于气口，是心火刑肺，其肝木挟心火之势亦来迫肺，经云：侮所不胜，寡于畏者是也。故气口脉急大而涩数，时一代而涩也。涩者，肺之本脉；代者，元气不相接。脾胃不及之脉，洪大而数者，心脉刑肺也；急者，肝木挟心火而反克肺金也。若不甚劳役，惟右关脾脉大而数，谓独大于五脉，数中显缓，时一代也。如饮食不节，寒温失所，则先右关胃脉损弱，甚则隐而不见，惟内显脾脉之大数微缓时一代也。宿食不消，则独右关脉沉而滑。经云：脉滑者，有宿食也。以此辨之，岂不明白易见乎。但恐山野间卒无医者，何以诊候，故复说病证以辨之。

辨寒热

外伤寒邪之证，与饮食失节，劳役形质之病，及内伤饮食，俱有寒热。举世尽将内伤饮食失节，劳役不足之病，作外伤寒邪，表实有余之证，反泻其表，枉死者岂胜言哉！皆由不别其寒热耳。今细为分解之。

外伤寒邪，发热恶寒，寒热并作。其热也，翕翕发热，又为之拂拂发热，发于皮毛之上，如羽毛之拂，明其热在表也，是寒邪犯高之高者也。皮肤毛腠者，阳之分也，是卫之元气所滋养之分也。以寒邪乘之，郁遏阳分，阳不得伸，故发热也。其面赤，鼻气壅塞不通，心中烦闷，稍似袒裸，露其皮肤，已不能禁其寒矣。其表上虚热，止此而已。其恶寒也，虽重衣下幕，逼近烈火，终不能御其寒，一时一日，增加愈甚，必待传入里作下证乃罢。其寒热齐作，无有间断也。

其内伤饮食不节，或劳役所伤，亦有头痛、项痛、腰痛，与太阳表证微有相似，余皆不同，论中辨之矣。内伤不足之病，表上无阳，不能禁风寒也，此则常常有之；其躁热发于肾间者，间而有之，与外中寒邪，略不相似。其恶风寒也，盖脾胃不足，荣气下流，而乘肾肝，此痿①厥气逆之渐也。若胃气平常，饮食入胃，其荣气上行，以舒于心肺，以滋养上焦之皮肤腠理之元气也；既下流，其心肺无有禀受，皮肤间无阳，失其荣卫之外护，故阳分皮毛之间虚弱，但见风见寒，或居阴寒处、无日阳处，便恶之也，此常常有之，无间断者也。

但避风寒，及温暖处，或添衣盖，温养其皮肤，所恶风寒便不见矣。是热也，非表伤寒邪，皮毛间发热也，乃肾间受脾胃下流之湿气，闭塞其下，致阴火上冲，作蒸蒸而躁热，上彻头顶，傍彻皮毛，浑身躁热，作须待祖衣露居，近寒凉处即已，或热极而汗出而亦解。彼外伤恶寒发热，岂有汗出者乎？若得汗，则病愈矣。以此辨之，岂不如黑白之易见乎！

当内虚而伤之者，躁热也，或因口吸风寒之气，郁其阴火，使咽膈不通，其吸入之气欲入，为膈上冲脉之火所拒，使阴气不得入，其胸中之气为外风寒所遏而不得伸，令人口开目瞪，极则声发于外，气不能上下，塞于咽中而气欲绝。又或因哕、因呕、因吐，而躁热发必有所因，方有此证，其表虚恶风寒之证复见矣。表虚之弱，为阴火所乘，躁发须臾而过，其表

① 痿　四库本作"痰"。

虚无阳，不任风寒复见矣。是表虚无阳，常常有之，其躁热则间而有之，此二者不齐，躁作寒已，寒作躁已，非如外伤之寒热齐作，无有间断也。百病俱有身热，又谓之肌热，又谓之皮肤间热，以手扪之方知者是也，乃肌体有形之热也，亦须皆待阴阳既和，汗出则愈矣，慎不可于此上辨之，以其虚实内外病皆有之，故难辨耳。只依先说，病人自觉发热恶寒之热及躁作之热上辨之，为准则矣。

辨外感八风之邪

或有饮食劳役所伤之重者，三二日间特与外伤者相似，其余证有特异名者，若不将两证重别分解，犹恐将内伤不足之证，误作有余外感风邪，虽辞理有所重复处，但欲病者易辨，医者易治耳。

外感八风之邪，乃有余证也。内伤饮食不节，劳役所伤，皆不足之病也。其内伤亦恶风自汗，若在温暖无风处，则不恶矣，与外伤鼻流清涕，头痛自汗颇相似，细分之特异耳。外感风邪，其恶风、自汗、头痛、鼻流清涕，常常有之，一日一时，增加愈甚，直至传入里，作下证乃罢。

语声重浊，高厉有力，鼻息壅塞而不通，能食，腹中和，口知味，大小便如常，筋骨疼痛，不能动摇，便著床枕，非扶不起。其内伤与饮食不节、劳役所伤，然亦恶风，居露地中，遇大漫风起，却不恶也，惟门窗隙中些小贼风来，必大恶也，与伤风、伤寒俱不同矣。况鼻流清涕，头痛自汗，间而有之。

鼻中气短，少气不足以息，语则气短而怯弱，妨食，或食不下，或不饮食，三者互有之。腹中不和，或腹中急而不能伸，口不知五谷之味，小便频数而不渴。初劳役得病，食少，小便赤黄，大便常难，或涩或结，或虚坐只见些小白脓，时有下气，或泄黄如糜，或溏泄色白，或结而不通。若心下痞，或胸中闭塞，如刀劙之痛，二者亦互作，不并出也。有时胃脘当心而痛，上肢两胁，痛必脐下相火之势如巨川之水，不可遏而上行，使阳明之经逆行，乱于胸中，其气无止息，甚则高喘，热伤元气，令四肢不收，无气以动，而懒倦嗜卧。以其外感风寒俱无此证，故易为分辨耳！

辨手心手背

内伤及劳役饮食不节病，手心热，手背不热；外伤风寒，则手背热，手心不热。此辨至甚皎然。

辨口鼻

若饮食劳役所伤，其外证必显在口，必口失谷味，必腹中不和，必不欲言，纵勉强对答，声必怯弱，口沃沫多唾，鼻中清涕或有或无，即阴证也。外伤风寒，则其外证必显在鼻，鼻气不利，声重浊不清利，其言壅塞，气盛有力，而口中必和。伤寒则面赤，鼻壅塞而干，伤风则鼻流清涕而已。《内经》云：鼻者肺之候，肺气通于天。外伤风寒，则鼻为之不利。口者坤土也，脾气通于口。饮食失节，劳役所伤，口不知谷味，亦不知五味。又云：伤食恶食，伤食明矣。

辨气少气盛

外伤风寒者，故其气壅盛而有余。内伤饮食劳役者，其口鼻中皆气短促，不足以息。何以分之？盖外伤风寒者，心肺元气初无减损，又添邪气助之，使鼻气壅塞不利，面赤，不通，其鼻中气不能出，并从口出，但发一言，必前轻而后重，其言高，其声壮厉而有力。是伤寒则鼻干无涕，面壅色赤，其言前轻后重，其声壮厉而有力者，乃有余之验也。伤风则决然鼻流清涕，其声嘎，其言响如从瓮中出，亦前轻而后重，高揭而有力，皆气盛有余之验也。

内伤饮食劳役者，心肺之气先损，为热所伤，热既伤气，四肢无力以动，故口鼻中皆短气少气，上喘懒语，人有所问，十不欲对其一，纵勉强答之，其气亦怯，其声亦低，是其气短少不足之验也。明白如此，虽妇人女子亦能辨之，岂有医者反不能辨之乎？

辨头痛

内证头痛，有时而作，有时而止；外证头痛，常常有之，直须传入里实方罢。此又内外证之不同者也。

辨筋骨四肢

内伤等病，是心肺之气已绝于外，必怠惰嗜卧，四肢沉困不收，此乃热伤元气。脾主四肢，既为热所乘，无气以动。经云：热伤气。又云：热则骨消筋缓。此之谓也。若外伤风寒，是肾肝之气已绝于内。肾主骨，为寒；肝主筋，为风。自古肾肝之病同一治，以其递相维持也，故经言胆主筋，膀胱主骨是也。或中风，或伤寒，得病之日，便著床枕，非扶不起，筋骨为之疼痛，不能动摇，乃形质之伤。经云：寒伤形。又云：寒则筋挛骨痛。此之谓也。

辨外伤不恶食

若劳役，饮食失节，寒温不适，此三者皆恶食。仲景《伤寒论》云，中风能食，伤寒不能食，二者皆口中和而不恶食。若劳役所伤及饮食失节、寒温不适三者，俱恶食，口不知五味，亦不知五谷之味。只此一辨，足以分内外有余不足二证也。伤寒证虽不能食，而不恶食，口中和，知五味，亦知谷味，盖无内证，则心气和，脾气通，知五谷之味矣。

辨渴与不渴

外感风寒之邪，三日已外，谷消水去，邪气传里，始有渴也。内伤饮食失节，劳役久病者，必不渴，是邪气在血脉中有余故也。初劳役形质，饮食失节，伤之重者，必有渴，以其心火炽，上克于肺金，故渴也。又当以此辨之。虽渴欲饮冷水者，当徐徐少与之，不可纵意而饮，恐水多峻下，则胃气愈弱，轻则为胀，重则传变诸疾，必反复闷乱，百脉不安，夜加增剧，不得安卧，不可不预度也。

辨劳役受病表虚不作表实治之

或因劳役动作，肾间阴火沸腾，事闲之际，或于阴凉处解脱衣裳，更有新沐浴，于背阴处坐卧，其阴火下行，还归肾间，皮肤腠理极虚无阳，但风来为寒凉所遏，表虚不任其风寒，自认外感风寒，求医解表，以重绝元气，取祸如反掌。苟幸而免者，致虚劳，气血皆弱，不能完复。且表虚之人，为风寒所遏，亦是虚邪犯表，始病一二日之间，特与外中贼邪有余之证颇相似处，故致疑惑，请医者只于气少气盛上辨之。其外伤贼邪，必语声前轻后重，高厉而有力。若是劳役所伤，饮食不节，表虚不足之病，必短气气促，上气高喘、懒语，其声困弱而无力，至易见也。若毫厘之误，则千里之谬。以上者辨证，别有治法用药正论，故作此说，分解于后。

辨证与中热颇相似

复有一等，乘天气大热之时，在于路途中劳役得之，或在田野间劳形得之；更或有身体薄弱，食少劳役过甚；又有修善常斋之人，胃气久虚，而因劳役得之者。皆与阳明中热白虎汤证相似，必肌体扪摸之壮热，必躁热闷乱，大恶热，渴而饮水，以劳役过甚之故，亦身疼痛。始受病之时，特与中热外得有余之证相似，若误与白虎汤，旬日必死。此证脾胃大虚，元气不足，口鼻中气皆短促而上喘，至日转以后，是阳明得时之际，病必少减。若是外中热之病，必到日晡之际，大作谵语，其热增加，大渴饮水，烦闷不止，其劳役不足者，皆无此证，尤易为分解。若有难决疑似之证，必当待一二日而求医治疗，必不至错误矣。

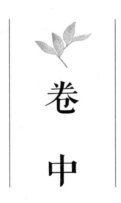

卷

中

饮食劳倦论

古之至人，穷于阴阳之化，究乎生死之际，所著《内经》，悉言人以胃气为本。盖人受水谷之气以生，所谓清气、荣气、卫气、春升之气，皆胃气之别称也。夫胃为水谷之海，饮食入胃，游溢精气，上输于脾；脾气散精，上归于肺；通调水道，下输膀胱。水精四布，五经并行，合于四时五脏阴阳，揆度以为常也。

苟饮食失节，寒温不适，则脾胃乃伤；喜怒忧恐，劳役过度，而损耗元气。既脾胃虚衰，元气不足，而心火独盛。心火者，阴火也，起于下焦，其系系于心，心不主令，相火代之。相火，下焦胞络之火，元气之贼也。火与元气不能两立，一胜则一负。脾胃气虚，则下流于肾，阴火得以乘其土位。故脾胃之证，始得之则气高而喘，身热而烦，其脉洪大而头痛，或渴不止，皮肤不任风寒而生寒热。盖阴火上冲，则气高而喘，身烦热，为头痛，为渴，而脉洪大。脾胃之气下流，使谷气不得升浮，是生长之令不行，则无阳以护其荣卫，不任风寒，乃生寒热，皆脾胃之气不足所致也。

然而与外感风寒所得之证颇同而理异。内伤脾胃，乃伤其气；外感风寒，乃伤其形。伤外为有余，有余者泻之；伤内为不足，不足者补之。汗之、下之、吐之、克之，皆泻也；温之、和之、调之、养之，皆补也。内伤不足之病，苟误认作外感有余之病而反泻之，则虚其虚也。《难经》云：实实虚虚，损不足而益有余，如此死者，医杀之耳！然则奈何？曰：惟当以甘温之剂，补其中，升其阳，甘寒以泻其火则愈。《内经》曰：劳者温之，损者温之。盖温能除大热，大忌苦寒之药泻胃土耳。今立补中益气汤。

补中益气汤

黄芪劳役病热甚者一钱　甘草炙，以上各五分　人参去芦
升麻　柴胡　橘皮　当归身酒洗　白术以上各三分

上件㕮咀，都作一服，水二盏，煎至一盏，去渣，温服。如伤之重者，二服而愈，量轻重治之。

立方本旨

夫脾胃虚者，因饮食劳倦，心火亢甚，而乘其土位，其次肺气受邪，须用黄芪最多，人参、甘草次之。脾胃一虚，肺气先绝，故用黄芪以益皮毛而闭腠理，不令自汗，损其元气。上喘气短，人参以补之。心火乘脾，须炙甘草之甘温以泻火热，而补脾胃中元气，若脾胃急痛并大虚，腹中急缩者，宜多用之，经云："急者缓之。"白术苦甘温，除胃中热，利腰脐间血。胃中清气在下，必加升麻、柴胡以引之，引黄芪、人参、甘草

甘温之气味上升，能补卫气之散解，而实其表也；又缓带脉之缩急。二味苦平，味之薄者，阴中之阳，引清气上升也。气乱于胸中，为清浊相干，用去白陈皮以理之，又能助阳气上升，以散滞气，助诸甘辛为用，口干咽干加干葛。脾胃气虚，不能升浮，为阴火伤其生发之气，荣血大亏，荣气不营，阴火炽盛，是血中伏火日渐煎熬，血气日减，心包与心主血，血减则心无所养，致使心乱而烦，病名曰悗。悗者，心惑而烦闷不安也，故加辛甘微温之剂生阳气，阳生则阴长。或曰：甘温何能生血？曰：仲景之法，血虚以人参补之，阳旺则能生阴血，更以当归和之。少加黄柏以救肾水，能泻阴中之伏火。如烦犹不止，少加生地黄补肾水，水旺而心火自降。如气浮心乱，以朱砂安神丸镇固之则愈。

朱砂安神丸

朱砂五钱，另研水飞为衣　甘草五钱五分　黄连去须净，酒洗，六钱　当归去芦，二钱五分　生地黄一钱五分

《内经》曰：热淫所胜，治以甘寒，以苦泻之。以黄连之苦寒，去心烦，除湿热为君。以甘草、生地黄之甘寒，泻火补气，滋生阴血为臣。以当归补其血不足。朱砂纳浮溜之火，而安神明也。

上件除朱砂外，四味共为细末，汤浸蒸饼为丸，如黍米大，以朱砂为衣。每服十五丸或二十丸，津唾咽

下，食后，或温水、凉水少许送下亦得。此近而奇偶，制之缓也。

四时用药加减法

《内经》曰：胃为水谷之海。又云：肠胃为市，无物不包，无物不入，寒热温凉皆有之。其为病也不一，故随时证于补中益气汤中，权立四时加减法于后。

以手扪之而肌表热者，表证也。只服补中益气汤一二服，得微汗则已。非正发汗，乃阴阳气和，自然汗出也。

若更烦乱，如腹中或周身有刺痛，皆血涩不足，加当归身五分或一钱。

如精神短少，加人参五分，五味子二十个。

头痛加蔓荆子三分，痛甚加川芎五分。

顶痛脑痛，加藁本五分，细辛三分。诸头痛，并用此四味足矣。

如头痛有痰，沉重懒倦者，乃太阴痰厥头痛，加半夏五分，生姜三分。

耳鸣，目黄，颊颔肿，颈肩臑肘臂外后廉痛，面赤，脉洪大者，以羌活一钱，防风、藁本以上各七分，甘草五分，通其经血；加黄芩、黄连以上各三分消其肿；人

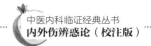

参五分，黄芪七分，益元气而泻火邪。另作一服与之。

嗌痛颔肿，脉洪大，面赤者，加黄芩、甘草以上各三分，桔梗七分。

口干咽干者，加葛根五分，升引胃气上行以润之。

如夏月咳嗽者，加五味子二十五个，麦门冬去心五分。

如冬月咳嗽，加不去根节麻黄五分。

如秋凉亦加。

如春月天温，只加佛耳草、款冬花以上各五分。

若久病痰嗽，肺中伏火，去人参，以防痰嗽增益耳。

食不下，乃胸中胃上有寒，或气涩滞，加青皮、木香以上各三分，陈皮五分。此三味为定法。

如冬月，加益智仁，草豆蔻仁以上各五分。

如夏月，少加黄芩、黄连以上各五分。

如秋月，加槟榔、草豆蔻、白豆蔻、缩砂以上各五分。

如春初犹寒，少加辛热之剂，以补春气之不足，为风药之佐，益智、草豆蔻可也。

心下痞，夯闷者，加芍药、黄连以上各一钱。

如痞腹胀，加枳实、木香、缩砂仁以上各三分，厚朴七分。如天寒，少加干姜或中桂桂心也。

心下痞，觉中寒，加附子、黄连以上各一钱。不能食而心下痞，加生姜、陈皮以上各一钱。

能食而心下痞，加黄连五分，枳实三分。脉缓有痰而痞，加半夏、黄连以上各一钱。脉弦，四肢满，便难而心下痞，加黄连五分，柴胡七分，甘草三分。

腹中痛者，加白芍药五分，甘草三分。如恶寒觉冷痛，加中桂五分。

如夏月腹中痛，不恶寒，不恶热者，加黄芩、甘草以上各五分，芍药一钱，以治时热也。

腹痛在寒凉时，加半夏、益智、草豆蔻之类。

如腹中痛，恶寒而脉弦者，是木来克土也，小建中汤主之；盖芍药味酸，于土中泻木为君。如脉沉细，腹中痛，是水来侮土，以理中汤主之；干姜辛热，于土中泻水，以为主也。如脉缓，体重节痛，腹胀自利，米谷不化，是湿胜，以平胃散主之，苍术苦辛温，泻湿为主也。

胁下痛，或胁下缩急，俱加柴胡三分，甚则五分，甘草三分。

脐下痛者，加真熟地黄五分；如不已者，乃大寒也，加肉桂五分。遍阅《内经》中悉言小腹痛皆寒，非伤寒厥阴之证也，乃下焦血结膀胱，仲景以抵当汤并抵当丸主之。

小便遗失，肺金虚也，宜安卧养气，以黄芪、人参之类补之。不愈，则是有热也，黄柏、生地黄以上各五分，切禁劳役。如卧而多惊，小便淋溲者，邪在少阳厥阴，宜太阳经所加之药，更添柴胡五分；如淋，加泽泻五分。此下焦风寒合病也。经云，肾肝之病同一治，为俱在下焦，非风药行经则不可，乃受客邪之湿热也，宜升举发散以除之。

大便秘涩，加当归一钱，大黄酒洗，煨，五分或一钱。如有不大便者，煎成正药，先用清者一口，调玄明粉五分或一钱，如大便行则止。此病不宜大下之，必变凶证也。

脚膝痿软，行步乏力，或痛，乃肾肝伏热，少加黄柏五分，空心服；不已，更加汉防己五分。脉缓，显沉困怠惰无力者，加苍术、人参、泽泻、白术、茯苓、五味子以上各五分。

如风湿相搏，一身尽痛，以除风湿羌活汤主之。

除风湿羌活汤

羌活七分 防风 升麻 柴胡以上各五分 藁本 苍术以上各一钱

上件锉如麻豆大，都作一服，水二盏，煎至一盏，去渣，大温服之，空心，食前。

所以然者，为风药已能胜湿，故另作一服与之。

肩背痛，汗出，小便数而少，风热乘肺，肺气郁甚也，当泻风热则愈，通气防风汤主之。

通气防风汤

防风 羌活 陈皮 人参 甘草以上各五分 藁本

青皮以上各三分　白豆蔻　黄柏以上各二分　升麻　柴胡
黄芪以上各一钱

上㕮咀，都作一服，水二盏，煎至一盏，去渣，温
服，食后。

如面白脱色，气短者，不可服。

肩背痛不可回顾者，此手太阳气郁而不行，以风药
散之。脊痛项强，腰似折，项似拔，此足太阳经不通
行，以羌活胜湿汤主之。

羌活胜湿汤

羌活　独活以上各一钱　藁本　防风　甘草炙　川芎
以上各五分　蔓荆子三分

上㕮咀，都作一服，水二盏，煎至一盏，去渣，大
温服，食后。

如身重，腰沉沉然，经中有寒湿也，加酒洗汉防己
五分，轻者附子五分，重者川乌五分。

升阳顺气汤

治因饮食不节，劳役所伤，腹胁满闷，短气。遇春
则口淡无味，遇夏虽热，犹有恶寒，饥则常如饱，不喜
食冷物。

黄芪一两　半夏三钱，汤洗七次　草豆蔻二钱　神曲一钱
五分，炒　升麻　柴胡　当归身　陈皮以上各一钱　甘草炙
黄柏以上各五分　人参去芦，三分

脾胃不足之证，须用升麻、柴胡苦平，味之薄者，阴中之阳，引脾胃中清气行于阳道及诸经，生发阴阳之气，以滋春气之和也；又引黄芪、人参、甘草甘温之气味上行，充实腠理，使阳气得卫外而为固也。

凡治脾胃之药，多以升阳补气名之者此也。

上件㕮咀，每服三钱，水二盏，生姜三片，煎至一盏，去渣，温服，食前。

升阳补气汤

治饮食不时，饥饱劳役，胃气不足，脾气下溜，气短无力，不耐寒热，早饭后转增昏闷，须要眠睡，怠惰，四肢不收，懒倦动作，及五心烦热。

厚朴姜制，五分　升麻　羌活　白芍药　独活　防风　甘草炙　泽泻以上各一钱　生地黄一钱五分　柴胡二钱五分

上件为粗末，每服五钱，水二盏，生姜三片，枣二枚，煎至一盏，去渣，大温服，食前。

如腹胀及窄狭，加厚朴。

如腹中似硬，加砂仁三分。

暑伤胃气论

《刺志论》云：气虚身热，得之伤暑。热伤气故也。《痿论》云：有所远行劳倦，逢大热而渴，则阳气内伐，

内伐则热舍于肾；肾者水脏也，今水不能胜火，则骨枯而髓虚，足不任身，发为骨痿。故《下经》曰：骨痿者，生于大热也。此湿热成痿，令人骨乏无力，故治痿独取阳明。时当长夏，湿热大胜，蒸蒸而炽。人感之多四肢困倦，精神短少，懒于动作，胸满气促，肢节沉疼；或气高而喘，身热而烦，心下膨痞，小便黄而少，大便溏而频；或痢出黄糜，或如泔色；或渴或不渴，不思饮食，自汗体重；或汗少者，血先病而气不病也。其脉中得洪缓，若湿气相搏，必加之以迟，迟病虽互换少差，其天暑湿令则一也。宜以清燥之剂治之，名之曰清暑益气汤主之。

清暑益气汤

黄芪汗少者减五分　苍术泔浸去皮，以上各一钱五分　升麻一钱　人参去芦　白术　橘皮　神曲炒　泽泻以上各五分　甘草炙　黄柏酒浸　当归身　麦门冬去心　青皮去白　葛根以上各三分　五味子九个

《内经》云："阳气者，卫外而为固也"，"炅则气泄。"今暑邪干卫，故身热自汗。以黄芪、人参、甘草补中益气为君；甘草、橘皮、当归身甘辛微温养胃气，和血脉为臣。苍术、白术、泽泻渗利除湿。升麻、葛根苦甘平，善解肌热，又以风胜湿也。湿胜则食不消而作痞满，故炒曲甘辛，青皮辛温，消食快气。肾恶燥，急

食辛以润之，故以黄柏苦辛寒，借甘味泻热补水，虚者滋其化源。以五味子、麦门冬酸甘微寒，救天暑之伤庚金为佐也。

上㕮咀，作一服，水二盏，煎至一盏，去渣，稍热服，食远。

此病皆因饮食失节，劳倦所伤，日渐因循，损其脾胃，乘暑天而作病也。

如汗大泄者，津脱也，急止之。加五味子_{十枚}，炒黄柏_{五分}，知母_{三分}。此按而收之也。

如湿热乘其肾肝，行步不正，脚膝痿弱，两足欹侧，已中痿邪，加酒洗黄柏、知母_{以上各五分}，令两足涌出气力矣。

如大便涩滞，隔一二日不见者，致食少，乃血中伏火而不得润也。加当归身、地黄_{以上各五分}，桃仁泥、麻仁泥_{以上各一钱}，以润之。

夫脾胃虚弱之人，遇六七月霖雨，诸物皆润，人汗沾衣，身重短气，更逢湿旺，助热为邪，西北二方寒清绝矣，人重感之，则骨乏无力，其形如梦寐间，朦朦如烟雾中，不知身所有也。圣人立法，夏月宜补者，补天真元气，非补热火也，夏食寒者是也。故以人参之甘补气，麦门冬苦寒，泻热补水之源，五味子之酸，清肃燥金，名曰生脉散。孙真人云：五月常服五味子以补五脏之气，亦此意也。

参术调中汤

泻热补气，止嗽定喘，和脾胃，进饮食。

白术五分　黄芪四分　桑白皮　甘草炙　人参以上各三分　麦门冬去心　青皮去白　陈皮去白　地骨皮　白茯苓以上各二分　五味子二十个

《内经》云："火位之主，其泻以甘。"以黄芪甘温，泻热补气；桑白皮苦微寒，泻肺火定喘，故以为君。"肺欲收，急食酸以收之。"以五味子之酸，收耗散之气，止咳嗽。脾胃不足，以甘补之，故用白术、人参、炙甘草，苦甘温补脾缓中为臣。地骨皮苦微寒，善解肌热；茯苓甘平降肺火；麦门冬甘微寒，保肺气为佐。青皮、陈皮去白，苦辛温散胸中滞气为使也。

上件㕮咀如麻豆大，都作一服，水二盏，煎至一盏，去渣，大温服，早饭后。忌多语言劳役。

升阳散火汤

治男子妇人四肢发困热，肌热，筋骨间热，表热如火燎于肌肤，扪之烙手。夫四肢属脾，脾者土也，热伏地中，此病多因血虚而得之也。又有胃虚，过食冷物，郁遏阳气于脾土之中，并宜服之。

升麻　葛根　独活　羌活　白芍药　人参以上各五钱　甘草炙　柴胡以上各三钱　防风二钱五分　甘草生，二钱上件㕮咀如麻豆大，每服秤五钱，水二盏，煎至一盏，去渣，大温服，无时，忌寒凉之物。

当归补血汤

治肌热，燥热，困渴引饮，目赤面红，昼夜不息。其脉洪大而虚，重按全无。《内经》曰："脉虚血虚。"又云，血虚发热，证象白虎，惟脉不长实有辨耳，误服白虎汤必死。此病得之于饥困劳役。

黄芪一两　当归酒洗，二钱

上件㕮咀，都作一服，水二盏，煎至一盏，去渣，温服，空心食前。

朱砂凉膈丸

治上焦虚热，肺脘咽膈有气，如烟抢上。

黄连　山栀子以上各一两　人参　茯苓以上各五钱　朱砂三钱，别研　脑子五分，别研

上为细末，研匀，炼蜜为丸，如梧桐子大，朱砂为衣，熟水送下五七丸，日进三服，食后。

黄连清膈丸

治心肺间有热，及经中热。

麦门冬去心，一两　黄连去须，五钱　鼠尾黄芩净刮，三钱

上为细末，炼蜜为丸，如绿豆大，每服三十丸，温水送下，食后。

门冬清肺饮

治脾胃虚弱，气促气弱，精神短少，衄血吐血。

紫苑茸一钱五分　黄芪　白芍药　甘草以上各一钱　人参去芦　麦门冬以上各五分　当归身三分　五味子三个

上㕮咀，分作二服，每服水二盏，煎至一盏，去渣，温服，食后。

《局方》中大阿胶丸亦宜用。

人参清镇丸

治热止嗽，消痰定喘。

柴胡　人参以上各一两五钱　生黄芩　半夏　甘草炙以上各七钱五分　青黛六钱　天门冬去心，三钱　陈皮去白　五味子去核，二钱

上件为细末，水糊为丸，如梧桐子大，每服三十丸至五十丸，温白汤送下，食后。

《局方》中人参清肺汤亦宜用。

皂角化痰丸

治劳风，心脾壅滞，痰涎盛多，喉中不利，涕唾稠粘，咽塞吐逆，不思饮食，或时昏愦。

皂角木白皮酥炙　白附子炮　半夏汤洗七次　天南星炮　白矾枯　赤茯苓去皮　人参以上各一两　枳壳炒，二两

上为细末，生姜汁面糊为丸，如梧桐子大，每服三十丸，温水送下，食后。

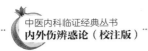

白术和胃丸

治病久厌厌不能食，而脏腑或结或溏，此胃气虚弱也。常服则和中理气，消痰去湿，和脾胃，进饮食。

白术一两二钱　半夏汤洗七次　厚朴姜制，以上各一两　陈皮去白，八钱　人参七钱　甘草炙，三钱　枳实麸炒　槟榔以上各二钱五分　木香一钱

上件为细末，生姜汁浸蒸饼为丸，如梧桐子大，每服三十丸，温开水送下，食远。

肺之脾胃虚方

脾胃虚则怠惰嗜卧，四肢不收，时值秋燥令行，湿热少退，体重节痛，口干舌干，饮食无味，大便不调，小便频数，不欲食，食不消；兼见肺病，洒淅恶寒，惨惨不乐，面色恶而不和，乃阳气不伸故也。当升阳益气，名之曰升阳益胃汤。

升阳益胃汤

黄芪二两　半夏洗，此一味脉涩者用　人芦去芦　甘草炙，以上各一两　独活　防风以秋旺，故以辛温泻之　白芍药何故秋旺用人参、白术、芍药之类反补肺，为脾胃虚则肺最受邪，故因时而补，易为力也　羌活以上各五钱　橘皮四钱　茯苓小便利不渴者勿用　柴胡　泽泻不淋勿用　白术以上各三钱　黄连一钱

上咬咀，每服秤三钱，水三盏，生姜五片，枣二枚，煎至一盏，去渣，温服，早饭后。或加至五钱。

服药后如小便罢而病加增剧，是不宜利小便，当少去茯苓、泽泻。

若喜食，一二日不可饱食，恐胃再伤，以药力尚少，胃气不得转运升发也，须薄味之食或美食助其药力，益升浮之气而滋其胃气，慎不可淡食以损药力，而助邪气之降沉也。

可以小役形体，使胃与药得转运升发；慎勿太劳役，使气复伤，若脾胃得安静尤佳。若胃气稍强，少食果以助谷药之力。经云："五谷为养，五果为助"者也。

双和散

补血益气，治虚劳少力。

白芍药二两五钱　黄芪　熟地黄　川芎　当归以上各一两　甘草炙　官桂以上各七钱五分

上为粗末，每服四钱，水一盏半，生姜三片，枣二枚，煎至七分，去渣，温服。

大病之后，虚劳气乏者，以此调治，不热不冷，温而有补。

宽中进食丸

滋形气，喜饮食。

大麦蘖一两　半夏　猪苓去黑皮，以上各七钱　草豆蔻

仁 神曲炒，以上各五钱 枳实麸炒，四钱 橘皮 白术 白茯苓 泽泻以上各二钱 缩砂一钱五分 干生姜 甘草炙 人参 青皮以上各一钱 木香五分

上为细末，汤浸蒸饼为丸，如梧桐子大，每服三十丸，温米饮送下，食后。

厚朴温中汤

治脾胃虚寒，心腹胀满，及秋冬客寒犯胃，时作疼痛。

厚朴姜制 橘皮去白，以上各一两 甘草炙 草豆蔻仁 茯苓去皮 木香以上各五钱 干姜七分

戊火已衰，不能运化，又加客寒，聚为满痛，散为辛热，佐以苦甘，以淡泄之，气温胃和，痛自止矣。

上为粗末，每服五钱匕，水二盏，生姜三片，煎至一盏，去渣，温服，食前。忌一切冷物。

肾之脾胃虚方

沉香温胃丸

治中焦气弱，脾胃受寒，饮食不美，气不调和。脏腑积冷，心腹疼痛，大便滑泄，腹中雷鸣，霍乱吐泻，手足厥逆，便利无度。又治下焦阳虚，脐腹冷痛，及疗伤寒阴湿，形气沉困，自汗。

附子炮，去皮脐　巴戟酒浸，去心　干姜炮　茴香炮，以上各一两　官桂七钱　沉香　甘草炙　当归　吴茱萸洗，炒去苦　人参　白术　白芍药　白茯苓去皮　良姜　木香以上各五钱　丁香三钱

上为细末，用好醋打面糊为丸，如梧桐子大，每服五七十丸，热米饮送下，空心，食前，日进三服，忌一切生冷物。

凡脾胃之证，调治差误，或妄下之，末传寒中，复遇时寒，则四肢厥逆，而心胃绞痛，冷汗出。《举痛论》云："寒气客于五脏，厥逆上泄，阴气竭，阳气未入，故卒然痛死不知人，气复反则生矣。"夫六气之胜，皆能为病，惟寒毒最重，阴主杀故也。圣人以辛热散之，复其阳气，故曰寒邪客之，得炅则痛立止，此之谓也。

神圣复气汤

治复气乘冬，足太阳寒水、足少阴肾水之旺。

子能令母实，手太阴肺实，反来侮土，火木受邪。

腰背胸膈闭塞，疼痛，善嚏，口中涎，目中泣，鼻流浊涕不止，或息肉不闻香臭，咳嗽痰沫。上热如火，下寒如冰。头作阵痛，目中流火，视物䀮䀮，耳鸣耳聋。头并口鼻或恶风寒，喜日阳，夜卧不安，常觉痰塞，膈咽不通，口失味，两胁缩急而痛。牙齿动摇，不能嚼物。阴汗出，前阴冷。行步欹侧，起居艰难，掌中

热，风痹麻木。小便数而昼多夜频，而欠，气短喘喝，少气不足以息，卒遗失无度。妇人白带，阴户中大痛，牵心而痛，黧黑失色。男子控睾牵心腹，阴阳而痛，面如赭色。食少，大小便不调，心烦霍乱，逆气里急而腹痛，皮色白，后出余气，复不能努，或肠鸣，膝下筋急，肩胛大痛。此皆寒水来复，火土之仇也。

干姜炮为末，一钱三分　柴胡锉如豆大　羌活锉，以上各一钱　甘草锉藁本以上各八分　升麻锉　半夏汤洗，以上各七分　当归身酒浸锉，六分　防风锉如豆大　郁李仁汤浸去皮，研如泥，入药同煎　人参以上各五分　附子炮，去皮脐，二分　白葵花五朵，去心，细剪入

上件药都作一服，水五盏，煎至二盏，入草豆蔻面裹烧，面熟去皮干　黄芪以上各一钱　橘皮五分在内，再煎至一盏，再入下项药：

枳壳五分　黄柏酒浸　黄连酒洗，以上各三分　生地黄汤洗，二分

以上四味，预一日另用新水浸，又以川芎细末　蔓荆子以上各三分　华细辛二分预一日，用新水半大盏，分作二处浸此三味，并黄柏等煎正药，作一大盏，不去渣，入此浸者药，再上火煎至一大盏，去渣，稍热服，空心。

又能治啮颊、啮唇、啮舌，舌根强硬等证，如神。

宜食羊肉及厚滋味。大抵肾并膀胱经中有寒，元气不足者，皆宜服之，神验。于月生月满时隔三五日一服，如病急，不拘时分服。

治法已试验者，学者当以意求其的，触类而长之，则不可胜用矣。予病脾胃久衰，视听半失，此阴盛乘阳，而上气短，精神不足，且脉弦，皆阳气衰弱，伏匿于阴中故耳。癸卯岁六七月间，霖雨阴寒，逾月不止，时人多病泻痢，乃湿多成五泄故也。一日，体重肢节疼痛，大便泄并下者三，而小便闭塞，默思《内经》有云："在下者，引而竭之"是先利小便也。又治诸泻而小便不利者，先分利之。又云：治湿不利小便，非其治也。法当利其小便，必用淡渗之剂以利之，是其法也。噫！圣人之法，虽布在方策，其不尽者，可以意求。今客邪寒湿之胜，自外入里而甚暴，若以淡渗之剂利之，病虽即已，是降之又降，复益其阴而重竭其阳也，则阳气愈削，而精神愈短矣，阴重强而阳重衰也。兹以升阳之药，是为宜耳。羌活、独活、柴胡、升麻各二钱，防风半钱，炙甘草半钱。同㕮咀，水四盏，煎至一盏，去渣，热服，一服乃愈。大法云：寒湿之胜，助风以平之。又曰：下者举之。此得阳气升腾故愈，是因曲而为之直也。夫圣人之法，可以类推，举一则可以知百矣。

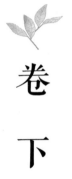

卷

下

辨内伤饮食用药所宜所禁

内伤饮食，付药者，受药者，皆以为琐末细事，是以所当重者为轻，利害非细。殊不思胃气者，荣气也、卫气也、谷气也、清气也、资少阳生发之气也。人之真气衰旺，皆在饮食入胃，胃和则谷气上升。谷气者，升腾之气也，乃足少阳胆、手少阳元气始发生长，万化之别名也。饮食一伤，若消导药的对其所伤之物，则胃气愈旺，五谷之精华上腾，乃清气为天者也，精气、神气皆强盛，七神卫护，生气不乏，增益大旺，气血周流，则百病不能侵，虽有大风苛毒，弗能害也。此一药之用，其利溥哉。

易水张先生，尝戒不可用峻利食药，食药下咽，未至药丸施化，其标皮之力始开，便言空快也，所伤之物已去；若更待一两时辰许，药尽化开，其峻利药必有情性，病去之后，脾胃安得不损乎？脾胃既损，是真气元气败坏，促人之寿。当时说下一药，枳实一两，麸炒黄色为度，白术二两，只此二味，荷叶裹烧饭为丸。以白术苦甘温，其甘温补脾胃之元气，其苦味除胃中之湿热，利腰脐间血，故先补脾胃之弱，过于枳实克化之药一倍。枳实味苦寒，泄心下痞闷，消化胃中所伤。此一药下胃，其所伤不能即去，须待一两时辰许，食则消化，是先补其虚，而后化其所伤，则不峻利矣。当是之时，未悟用荷叶烧饭为丸之理，老年味之始得，可谓神奇矣。荷叶之一物，中央空虚，象震卦之体。震者，动也，人感之生足少阳甲胆也；甲胆者风也，生化万物之根蒂也。《左传》云：履端于始，序则不愆。人之饮食入胃，营气上行，即少阳甲胆之气也；其手少阳三焦经，人之元气也，手足经同法，便是少阳元气生发也。胃气、谷气、元气，甲胆上升之气，一也，异名虽多，止是胃气上升者也。荷叶之体，生于水土之下，出于秽污之中，而不为秽污所染，挺然独立。其色青，形乃空，清而象风木者也，食药感此气之化，胃气何由不上升乎？其主意用此一味为引用，可谓远识深虑，合于道者也。更以烧饭和药，与白术协力，滋养谷气而补，令胃厚，再不至内伤，其利广矣大矣！

若内伤脾胃，以辛热之物，酒肉之类，自觉不快，觅药于医者，此风习以为常，医者亦不问所伤，即付之以集香丸、巴豆大热药之类下之，大便下则物去，遗留食之热性、药之热性，重伤元气，七神不炽。经云：热伤气。正谓此也。其人必无气以动而热困，四肢不举，传变诸疾，不可胜数，使人真气自此衰矣。若伤生冷硬物，世医或用大黄、牵牛二味大寒药投之，物随药下，所伤去矣。遗留食之寒性、药之寒性，重泻其阳，阳去则皮肤筋骨肉血脉无所依倚，便为虚损之证。论言及此，令人寒心。

夫辛辣气薄之药，无故不可乱服，非止牵牛而已。《至真要大论》云：五味入胃，各先逐其所喜攻。攻者，克伐泻也。辛味下咽，先攻泻肺之五气。气者，真气、元气也。其牵牛之辛辣猛烈，夺人尤甚，饮食所伤，肠胃受邪，当以苦味泄其肠胃可也，肺与元气何罪之有？夫牵牛不可用者有五，此其一也。况胃主血所生病，为物所伤，物者，有形之物也，皆是血病，血病泻气，此其二也。且饮食伤于中焦，止合克化，消导其食，重泻上焦肺中已虚之气，此其三也。食伤肠胃，当塞因塞用，又寒因寒用，枳实、大黄苦寒之物，以泄有形是也，反以辛辣牵牛散泻真气，犯大禁四也。殊不知《针经》第一卷第一篇有云，外来客邪，风寒伤人五脏，若误泻胃气，必死，误补亦死。其死也，无气以动，故静；若内伤肠胃，而反泻五脏，必死，误补亦死。其死也，阴气有余，故躁。今内伤肠胃，是谓六腑不足之病，反泻上焦虚无肺气；肺者，五脏之一数也，为牵牛之类朝损暮损，其元气消耗，此乃暗里折人寿数，犯大禁五也。良可哀叹！故特著此论并方，庶令四海闻而行之，不至夭横耳！此老夫之用心也。

胃气岂可不养，复明养胃之理，故经曰：安谷则昌，绝谷则亡。水去则荣散，谷消则卫亡，荣散卫亡，神无所依。仲景云：水入于经，其血乃成；谷入于胃，脉道乃行。故血不可不养，胃不可不温，血温胃和，荣卫将行，常有天命。谷者，身之大柄也。《书》与《周礼》皆云：金木水火土谷，惟修以奉养五脏者也。内伤饮食，固非细事，苟妄服食药而轻生损命，其可乎哉！《黄帝针经》有说：胃恶热而喜清冷，大肠恶清冷而喜热，两者不和，何以调之？岐伯曰：调此者，饮食衣服，亦欲适寒温，寒无凄怆，暑无出汗；饮食者，热无灼灼，寒无沧沧，寒温中适，故气将持，乃不致邪僻也（详说见于本经条下）。是必有因用，岂可用俱寒俱热之食药，致损者欤？！

《内经》云：内伤者，其气口脉反大于人迎，一倍二倍三倍，分经用药。又曰：上部有脉，下部无脉，其人当吐，不吐者死。如但食不纳，恶心欲吐者，不问一倍二倍，不当正与瓜蒂散吐之，但以指或以物探去之。若所伤之物去不尽者，更诊其脉，问其所伤，以食药去之，以应塞因塞用，又谓之寒因寒用，泄而下降，乃应太阴之用，其中更加升发之药，令其元气上升，塞因塞用，因曲而为之直。何为曲？乃伤胃气是也。何为直？因而升发胃气是也。因治其饮食之内伤，而使生气增

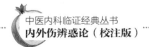

益，胃气完复，此乃因曲而为之直也。

若依分经用药，其所伤之物，寒热温凉，生硬柔软，所伤不一，难立定法，只随所伤之物不同，各立治法，临时加减用之。其用药又当问病人从来禀气盛衰，所伤寒物热物，是喜食而食之耶，不可服破气药；若乘饥困而食之耶，当益胃气；或为人所勉劝强食之，宜损血而益气也。诊其脉候，伤在何脏，方可与对病之药，岂可妄泄天真生气，以轻丧身宝乎？且如先食热物而不伤，继之以寒物，因后食致前食亦不消化而伤者，当问热食寒食孰多孰少，斟酌与药，无不当矣。喻如伤热物二分，寒物一分，则当用寒药二分，热药一分，相合而与之，则荣卫之气必得周流。更有或先饮酒，而后伤寒冷之食，及伤热食，冷水与冰，如此不等，皆当验其节次所伤之物，约量寒热之剂分数，各各对证而与之，无不取验。自忖所定方药，未敢便为能尽药性之理，姑用指迷辨惑耳，随证立方，备陈于后。

易水张先生枳术丸

治痞，消食，强胃。

白术二两　枳实麸炒黄色，去穰，一两

上同为极细末，荷叶裹烧饭为丸，如梧桐子大，每服五十丸，多用白汤下，无时。白术者，本意不取其食速化，但令人胃气强实，不复伤也。

橘皮枳术丸

治老幼元气虚弱，饮食不消，或脏腑不调，心下痞闷。

橘皮　枳实_{麸炒去穰，以上各一两}　白术二两

上件为细末，荷叶烧饭为丸，如梧桐子大，每服五十丸，熟水送下，食远。

夫内伤用药之大法，所贵服之强人胃气，令胃气益浓，虽猛食、多食、重食而不伤，此能用食药者也。此药久久益胃气，令人不复致伤也。

曲蘖枳术丸

治为人所勉劝强食之，致心腹满闷不快。

枳实_{麸炒，去穰}　大麦蘖_{面炒}　神曲_{炒，以上各一两}　白术二两

上为细末，荷叶烧饭为丸，如梧桐子大，每服五十丸，用温水下，食远。

木香枳术丸

破滞气，消饮食，开胃进食。

木香　枳实_{麸炒，去穰，以上各一两}　白术二两

上为细末，荷叶烧饭为丸，如梧桐子大，每服五十丸，温水送下，食远。

木香化滞汤

治因忧气，食湿面，结于中脘，腹皮底微痛，心下

痞满，心不思饮食，食之不散，常常痞气。

半夏一两　草豆蔻仁　甘草炙，以上各五钱　柴胡四钱
木香　橘皮以上各三钱　枳实麸炒，去穰　当归稍以上各二钱
红花五分

上件锉如麻豆大，每服五钱，水二大盏，生姜五片，煎至一盏，去渣，稍热服，食远。忌酒湿面。

半夏枳术丸

治因冷食内伤。

半夏汤洗七次，焙干　枳实麸炒，以上各一两　白术二两

上同为极细末，荷叶烧饭为丸，如绿豆大，每服五十丸，温水送下，添服不妨。热汤浸蒸饼为丸亦可。

如食伤寒热不调，每服加上二黄丸十丸，白汤送下。

更作一方，加泽泻一两为丸，有小便淋者用。

丁香烂饭丸

治饮食所伤。

丁香　京三棱　广术炮　木香以上各一钱　甘草炙
甘松去土　缩砂仁　丁香皮　益智仁以上各三钱　香附子
五钱

上为细末，汤浸蒸饼为丸，如绿豆大，每服三十丸，白汤送下，或细嚼亦可，不拘时候。

治卒心胃痛甚效。

草豆蔻丸

治秋冬伤寒冷物，胃脘当心而痛，上支两胁，膈咽不通。

草豆蔻面裹煨，去皮取仁　枳实麸炒黄色　白术以上各一两

大麦蘖面炒黄色　半夏汤洗七次，日干　黄芩刮去皮，生神曲炒黄色，以上各五钱　干生姜　橘皮　青皮以上各二钱炒盐五分

上为极细末，汤侵蒸饼为丸，如绿豆大，每服五十丸，白汤下，量所伤多少，加减服之。

如冬月用，别作一药，不用黄芩，岁火不及，又伤冷物，加以温剂，是其治也。然有热物伤者，从权以寒药治之，随时之宜，不可不知也。

三黄枳术丸

治伤肉食湿面辛辣浓味之物，填塞闷乱不快。

黄芩二两　黄连酒洗　大黄湿纸裹煨　神曲炒　橘皮白术以上各一两　枳实麸炒，五钱

上为细末，汤浸蒸饼为丸，如绿豆大一倍，每服五十丸，白汤送下，量所伤服之。

除湿益气丸

治伤湿面，心腹满闷，肢体沉重。

枳实麸炒黄色　神曲炒黄色　黄芩生用　白术以上各一两萝卜子炒熟去秽气，五钱　红花三分，是三钱分十也

上同为极细末，荷叶裹烧饭为丸，如绿豆大，每服五十丸，白汤送下，量所伤多少服之。

上二黄丸

治伤热食痞闷，兀兀欲吐，烦乱不安。

黄芩二两　黄连去须酒浸，一两　升麻　柴胡以上各三钱　甘草二钱　一方加枳实麸炒，去穰，五钱

上为极细末，汤浸蒸饼为丸，如绿豆大，每服五七十丸，白汤送下，食远，量所伤服之。

枳实导滞丸

治伤湿热之物，不得施化，而作痞满，闷乱不安。

大黄一两　枳实麸炒，去穰　神曲炒，以上各五钱　茯苓去皮　黄芩去腐　黄连拣净　白术以上各三钱　泽泻二钱

上件为细末，汤浸蒸饼为丸，如梧桐子大，每服五十丸至七十丸，温水送下，食远，量虚实加减服之。

枳实栀子大黄汤

治大病瘥后，伤食劳复。

枳实一个麸炒，去穰　栀子三枚半，肥者　豆豉一两二钱五分，绵裹

上以清浆水二盏，空煮退八分，内枳实、栀子，煮取八分，下豉，再煮五六沸，去渣，温服，覆令汗出。

若有宿食，内大黄如薄棋子五六枚，同煎。

食高粱之物过多，烦热闷乱者，亦宜服之。

白术丸

治伤豆粉湿面油腻之物。

枳实炒黄，一两一钱　白术　半夏汤浸　神曲炒黄，以上各一两　橘皮去穰，七钱　黄芩五钱　白矾枯三分

上为极细末，汤浸蒸饼为丸，如绿豆一倍大，每服五十丸，白汤送下，量所伤加减服。素食多用干姜，故加黄芩以泻之。

木香见晛丸

治伤生冷硬物，心腹满闷疼痛。

神曲炒黄色　京三棱煨，以上各一两　石三棱去皮煨　草豆蔻面裹煨熟取仁　香附子炒香，以上各五钱　升麻　柴胡以上各三钱　木香二钱　巴豆霜五分

上为细末，汤浸蒸饼为丸，如绿豆一倍大，每服三十丸，温白汤下。量所伤多少服之。

三棱消积丸

治伤生冷硬物，不能消化，心腹满闷。

京三棱炮　广术炒　炒曲以上各七钱　青橘皮　巴豆和皮米炒黑焦去米　茴香炒　陈橘皮以上各五钱　丁皮　益智以上各三钱

上件为细末，醋打面糊为丸，如梧桐子大，每服十丸，加至二十丸，温生姜汤下，食前。量虚实加减，如更衣，止后服。

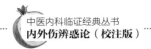

备急大黄丸

疗心腹诸卒暴百病。

大黄　巴豆_{去皮}　干生姜_{以上各一两}

上须要精新好药，捣罗蜜和，更捣一千杵，丸如小豆大，每服三丸，老少量之。

若中恶客忤，心腹胀满卒痛，如锥刀刺痛，气急口噤，停尸卒死者，以暖水若酒服之。或不下，捧头起，令下咽，须臾瘥；如未瘥，更与三丸，以腹中鸣转，即吐下便愈。若口已噤，亦须折齿灌之，令入尤妙。忌芦笋、猪肉、冷水、肥腻之物。易水张先生又名独行丸，盖急剂也。

神应丸

治因一切冷物冷水及潼乳酪水，腹痛肠鸣，米谷不化。

黄蜡_{二两}　巴豆　杏仁　百草霜　干姜_{以上各五钱}丁香　木香_{以上各二钱}

上先将黄蜡用好醋煮去渣秽，将巴豆、杏仁同炒黑，烟尽，研如泥，将黄蜡再上火，入小油半两，溶开，入在杏仁巴豆泥子内，同搅，旋下丁香、木香等药末，研匀，搓作挺子，油纸裹了旋丸用，每服三五十丸，温米饮送下，食前。日进三服。

如脉缓体重自利，乃湿气胜也，以五苓散平胃散加炒曲相合而服之，名之曰对金饮子。

益胃散

治因服寒药过多，或脾胃虚弱，胃脘痛。

陈皮　黄芪 以上各七钱　益智仁 六钱　白豆蔻仁　泽泻　干生姜　姜黄 以上各三钱　缩砂仁　甘草　厚朴　人参 以上各二钱

上为粗末，每服三钱，水一盏，煎至七分，温服，食前。

如脉弦，恶寒腹痛，乃中气弱也。以仲景小建中汤加黄芪，钱氏异功散加芍药，选而用之。

如渴甚者，以白术散加葛根倍之。

饮食自倍肠胃乃伤分而治之

《痹论》云：阴气者，静则神藏，躁则消亡。饮食自倍，肠胃乃伤。此混言之也。分之为二：饮也，食也。又《经》云：因而大饮则气逆。因而饱食，筋脉横解，则肠澼为痔。饮者，无形之气，伤之则宜发汗、利小便，使上下分消其湿，解醒汤、五苓散之类主之。食者，有形之物，伤之则宜损其谷；其次莫若消导，丁香烂饭丸、枳术丸之类主之。稍重则攻化，三棱消积丸、木香见睍丸之类主之；尤重者，则或吐或下，瓜蒂散、备急丸之类主之；以平为期。盖脾已伤，又以药伤，使营运之气减削，食愈难消。故《五常政大论》云：大毒治病，十去其六；常毒治病，十去其七；小毒治病，十去其八；无毒治病，十去其九；谷肉果菜，食养尽之。无使过之，伤其正也。不尽，行复如法。圣人垂此严戒，是为万世福也。如能慎言语、节饮食，所谓治未病也。

论酒客病

夫酒者，大热有毒，气味俱阳，乃无形之物也。若伤之，止当发散，汗出则愈矣，此最妙法也；其次莫如利小便。二者乃上下分消其湿，何酒病之有。今之酒病者，往往服酒癥丸大热之药下之，又有用牵牛、大黄下之者，是无形元气受病，反下有形阴血，乖误甚矣！酒性大热，已伤元气，而复重泻之，况亦损肾水，真阴及有形阴血俱为不足，如此则阴血愈虚，真水愈弱，阳毒之热大旺，反增其阴火，是谓元气消亡，七神无根据，折人长命；不然，则虚损之病成矣。《金匮要略》云："酒疸下之，久久为黑疸。"慎不可犯此戒！不若令上下分消其湿，葛花解酲汤主之。

葛花解酲汤

白豆蔻仁　缩砂仁　葛花以上各五钱　干生姜　神曲炒黄

泽泻　白术_{以上各二钱}　橘皮_{去白}　猪苓_{去皮}　人参_{去芦}
白茯苓_{以上各一钱五分}　木香_{五分}　莲花青皮_{去穰，三分}

上为极细末，称和匀，每服三钱匕，白汤调下，但得微汗，酒病去矣。此盖不得已而用之，岂可恃赖日日饮酒。此药气味辛辣，偶因酒病服之，则不损元气，何者？敌酒病故也，若频服之，损人天年。

除湿散

治伤马乳并牛羊酪水，一切冷物。

神曲_{炒黄，一两}　茯苓_{七钱}　车前子_{炒香}　泽泻_{以上各五钱}
半夏_{汤洗}　干生姜_{以上各三钱}　甘草_炙　红花_{以上各二钱}

上同为极细末，每服三钱匕，白汤调下，食前。

五苓散

治伤寒温热病，表里未解，头痛发热，口燥咽干，烦渴饮水，或水入即吐，或小便不利，及汗出表解，烦渴不止者，宜服之。又治霍乱吐利，烦渴引饮之证。

泽泻_{二两五钱}　猪苓　茯苓　白术_{以上各一两五钱}
桂_{一两}

上为细末，每服二钱，热汤调下，不计时候，服讫，多饮热汤，有汗出即愈。

又治瘀热在里，身热黄疸，浓煎茵陈蒿汤调下，食前服之。

如疸发渴，及中暑引饮，亦可用水调服之。

泽泻　白术（以上各二钱）　橘皮（去白）　猪苓（去皮）　人参（去芦）
白茯苓（以上各一钱五分）　木香（五分）　莲花青皮（去穰，三分）

上为极细末，称和匀，每服三钱匕，白汤调下，但得微汗，酒病去矣。此盖不得已而用之，岂可恃赖日日饮酒。此药气味辛辣，偶因酒病服之，则不损元气，何者？敌酒病故也，若频服之，损人天年。

除湿散

治伤马乳并牛羊酪水，一切冷物。

神曲（炒黄，一两）　茯苓（七钱）　车前子（炒香）　泽泻（以上各五钱）
半夏（汤洗）　干生姜（以上各三钱）　甘草（炙）　红花（以上各二钱）

上同为极细末，每服三钱匕，白汤调下，食前。

五苓散

治伤寒温热病，表里未解，头痛发热，口燥咽干，烦渴饮水，或水入即吐，或小便不利，及汗出表解，烦渴不止者，宜服之。又治霍乱吐利，烦渴引饮之证。

泽泻（二两五钱）　猪苓　茯苓　白术（以上各一两五钱）
桂（一两）

上为细末，每服二钱，热汤调下，不计时候，服讫，多饮热汤，有汗出即愈。

又治瘀热在里，身热黄疸，浓煎茵陈蒿汤调下，食前服之。

如疸发渴，及中暑引饮，亦可用水调服之。

临病制方

《至真要大论》云："湿上甚而热，治以苦温，佐以甘辛，以汗为故而止。""以淡泄之"。得其法者，分轻重而制方。《金匮要略》云："腰以上肿，当发汗乃愈"；"腰以下肿者，当利小便"。由是"大病瘥后，从腰以下有水气者，牡蛎泽泻散主之。"又云：治湿不利小便，非其治也，制五苓散以利之。孙真人疗肤革肿，以五皮散，乃述类象形之故也。《水热穴论》云：上为喘呼，下为肿满，不得卧者，标本俱病，制神秘汤以去之。《活人书》云："均是水气，干呕微利，发热而咳，为表有水，小青龙汤加芫花主之。身体凉，表证罢，咳而胁下痛，为里有水，十枣汤主之。"亦是仲景方也。易水张先生云，仲景药为万世法，号群方之祖，治杂病若神，后之医家，宗《内经》法，学仲景心，可以为师矣。

随时用药

治伤冷冻饮料者，以五苓散每服三钱或四钱匕，加生姜煎服之。

治伤食兼伤冷冻饮料者，煎五苓散送下半夏枳术丸服之。

治伤冷冻饮料不恶寒者，腹中亦不觉寒，惟觉夯闷身重，饮食不化者，或小便不利，煎去桂五苓散根据前斟酌服之。

假令所伤前后不同，以三分为率，伤热物二分，伤生冷硬物一分，用寒药三黄丸二停，用热药木香见睍丸一停，合而服之。又如伤生冷二分，伤热物一分，用热药木香见睍丸二停，用寒药三黄丸一停，合而服之。

假令夏月大热之时，伤生冷硬物，当用热药木香见睍丸治之，须少加三黄丸，谓天时不可伐，故加寒药以顺时令；若伤热物，只用三黄丸。何谓？此三黄丸时药也。

假令冬天大寒之时，伤羊肉湿面等热物，当用三黄丸治之，须加热药少许，草豆蔻丸之类是也，为引用，又为时药。经云："必先岁气，无伐天和。"此之谓也，余皆仿此。

吐法宜用辨上部有脉下部无脉

上部有脉，下部无脉，其人当吐，不吐者死，何谓也？下部无脉，此所谓木郁也。饮食过饱，填塞胸中，

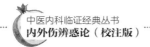

胸中者，太阴之分野。经云：气口反大于人迎三倍，食伤太阴，故曰木郁则达之，吐者是也。

瓜蒂散

瓜蒂　赤小豆以上各等分

上二味，为极细末，每服一钱匕，温浆水调下，取吐为度。苦不至两手尺脉绝无，不宜便用此药，恐损元气，令人胃气不复。若止是胸中窒塞，闷乱不通，以指探去之；如不得吐者，以物探去之，得吐则已。如食不去，用此药去之。

解云：盛食填塞于胸中，胸中为之窒塞，两手寸脉当主事，两尺脉不见，其理安在？胸中有食，故以吐出之。食者，物也。物者，坤土也，是足太阴之号也。胸中者，肺也，为物所填。肺者，手太阴金也，金主杀伐也；与坤土俱在于上，而旺于天。金能克木，故肝木生发之气伏于地下，非木郁而何？吐去上焦阴土之物，木得舒畅，则郁结去矣。

食塞于上，脉绝于下，若不明天地之道，无由达此至理。水火者，阴阳之征兆，天地之别名也，故曰独阳不生，独阴不长。天之用在于地下，则万物生长矣；地之用在于天上，则万物收藏矣。此乃天地交而万物通也，此天地相根之道也。故阳火之根本于地下，阴水之源本于天上，故曰水出高源。故人五脏主有形之物，物者阴也，阴者水也，右三部脉主之，偏见于寸口，食塞其上，是绝五脏之源，源绝则水不下流，两尺竭绝，此其理也，何疑之有？

重明木郁则达之之理

　　或曰：食盛填塞于胸中，胸中为之窒塞也，令吐以去其所伤之物，物去则安。胸中者，太阴肺之分野；木郁者，遏于厥阴肝木于下，故以吐伸之，以舒畅阳和风木之气也，此吐乃泻出太阴之塞。何谓木郁？请闻其说。答曰：此大神灵之间，非演说大道，不能及于此。

　　天地之间，六合之内，惟水与火耳！火者阳也，升浮之象也，在天为体，在地为用；水者阴也，降沉之象也，在地为体，在天为殒杀收藏之用也。其气上下交，则以成八卦矣。以医书言之，则是升浮降沉，温凉寒热四时也，以应八卦。若天火在上，地水在下，则是天地不交，阴阳不相辅也，是万物之道，大《易》之理绝灭矣，故经言独阳不生，独阴不长，天地阴阳何交会矣？故曰阳本根于阴，阴本根于阳，若不明根源，是不明道。故六阳之气生于地，则曰阳本根于阴。以人身言之，是六腑之气，生发长散于胃土之中也。既阳气鼓舞万象有形质之物于天，为浮散者也；物极必反，阳极变阴，既六阳升浮之力在天，其力尽，是阳道终矣，所以鼓舞六阴有形之阴水在天，在外也。上六无位，必归于下，此老阳变阴之象也，是五脏之源在于天者也。天者，人之肺以应之，故曰阴本源于阳，水出高源者是也。人之五脏，其源在肺，肺者背也，背在天也，故足太阳膀胱寒生长，其源在申，故阴寒自此而降，以成秋收气寒之渐也。降至于地下，以成冬藏，伏诸六阳在九泉之下者也。故五脏之气生于天，以人身，是五脏之气，收降藏沉之源出于肺气之上，其流下行，既阴气下行沉坠，万化有形质之物皆收藏于地，为降沉者也；物极必反，阴极变阳，既六阴降沉之力在地，其力既尽，是阴道终矣，是老阴变阳，乃初九无位，是一岁四时之气，终而复始，为上下者也，莫知其纪，如环无端。

且太阴者，肺金收降之气，当居下体，今反在于上，抑遏厥阴风木反居于下，是不得上升也，故曰木郁，故令其吐出窒塞有形土化之物，使太阴秋肺收于下体，复其本以衰之，始上升手足厥阴之木，元气以伸，其舒畅上升之志得其所矣。又况金能克木，以吐伐之，则金衰矣。金者，其道当降，是塞因塞用，归其本矣。居于上则遏其木，故以吐伸之，乃泻金以助木也。遍考《内经》中所说木郁则达之之义，止是食伤太阴有形之物，窒塞于胸中，克制厥阴木气伏潜于下，不得舒伸于上，止此耳，别无异说，以六淫有余运气中论之。仲景《伤寒论》云：懊憹烦躁不得眠，不经汗下，谓之实烦，瓜蒂散主之；曾经妄汗、妄吐、妄下，谓之虚烦者，栀子豉汤主之。

说形气有余不足当补当泻之理①

老夫欲令医者治阴阳之证，补泻不至错误，病家虽不知医，明晓所得之病，当补当泻之法，将《黄帝针经》第二卷第五篇说形气有余不足当补当泻之理，录之于前，予自注者附之。

黄帝曰：形气之逆顺奈何？岐伯答曰：形气不足，病气有余，是邪胜也，急当泻之；形气有余，病气不足，急当补之。形气不足，病气不足，此阴阳气俱不足也，不可刺之；刺之则重不足，重不足则阴阳俱竭，血气皆尽，五脏空虚，筋骨髓枯，老者绝灭，壮者不复矣。形气有余，病气有余，此谓阴阳俱有余也，急泻其邪，调其虚实。故曰有余者泻之，不足者补之，此之谓也。

故曰：刺不知逆顺，真邪相搏，满者补之，则阴阳

---

①　说形气有余不足当补当泻之理　原无，据目录补。

四溢，肠胃充廓，肝肺内膜，阴阳相错；虚而泻之，则经脉空虚，血气枯竭，肠胃膜辟，皮肤薄着，毛腠夭焦，予之死期。故曰：用针之要，在于知调阴与阳；调阴与阳，精气乃光，合形与气，使神内藏。故曰：上工平气，中工乱脉，下工绝气危生。故曰：下工不可不慎也，必审五脏变化之病，五脉之应，经络之实虚，皮肤之柔粗，而后取之也。"

圣人垂慈之心已详矣，不合立言。老夫诚恐市井庄农山野间人，不知文理，故以俚语开解之云。但病来潮作之时，病气精神增添者，是为病气有余，乃邪气胜也，急泻之，以寒凉酸苦之剂；若病来潮作之时，神气困弱者，为病气不足，乃真气不足也，急补之，以辛甘温热之剂。不问形气有余并形气不足，只取病气有余不足也，不足者补之，有余者泻之。假令病气有余者，当急泻之，以寒凉之剂，为邪气胜也；病气不足者，急当补之，以辛甘温热之剂，此真气不足也。

夫形气者，气谓口鼻中气息也；形谓皮肤筋骨血脉也。形胜者为有余，消瘦者为不足。其气者，审口鼻中气，劳役如故，为气有余也；若喘息气促气短，或不足以息者，为不足也。故曰形气也，乃人之身形中气血也，当补当泻，全不在于此，只在病势潮作之时，病气增加者，是邪气胜也，急当泻之；如潮作之时，精神困弱，语言无力，及懒语者，是真气不足也，急当补之。若病患形气不足，病来潮作之时，病气亦不足，此乃阴阳俱不足也。禁用针；宜补之以甘药，不可以尽剂；不灸弗已，脐下一寸五分气海穴是也。

凡用药，若不本四时，以顺为逆。四时者，是春升、夏浮、秋降、冬沉，乃天地之升浮化降沉，化者，脾土中造化也，是为四时之宜也。但宜补之以辛甘温热之剂，及味之薄者，诸风药是也，此助春夏之升浮者也，此便是泻秋收冬藏之药也，在人之身，乃肝心也；但言泻之以酸苦寒凉之剂，并淡味渗泄之药，此助秋冬之降沉者也，在人之身，是肺肾也。用药者，宜用此法度，慎毋忽焉！